AF454642

SCIENCE — VÉRITÉ — JUSTICE

BULLETIN DE LA SOCIÉTÉ

DE

MÉDECINE LÉGALE

DE FRANCE

Fondée le 10 Février 1868

RECONNUE COMME ÉTABLISSEMENT D'UTILITÉ PUBLIQUE
PAR DÉCRET DU 22 JANVIER 1874

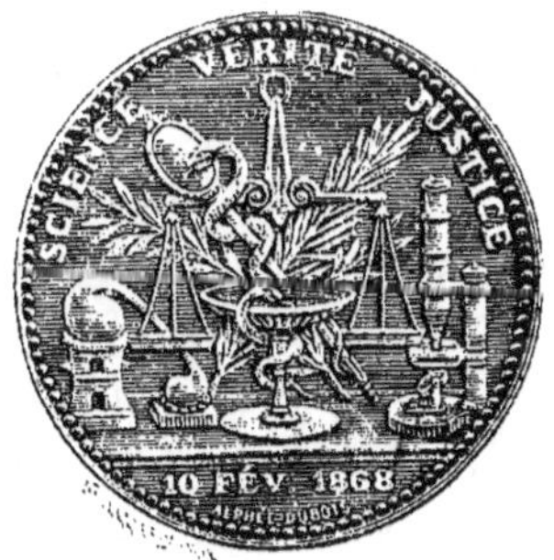

CLERMONT (OISE)

IMPRIMERIE DAIX FRÈRES

3, PLACE SAINT-ANDRÉ, 3

1899

EXAMEN DU PROJET DE LOI DE M. J. CRUPPI

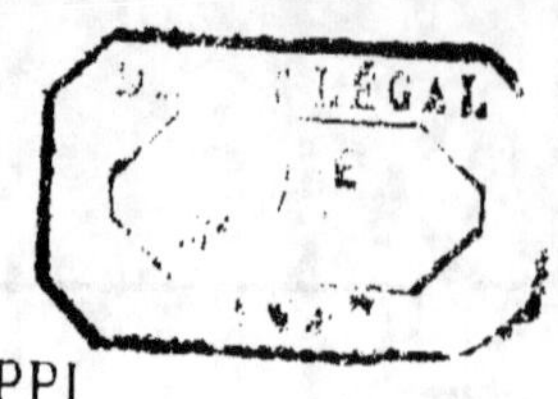

SUR LA

RÉFORME DES EXPERTISES MÉDICO-LÉGALES

Messieurs,

La Société de médecine légale de France a voulu soumettre à une étude approfondie, le projet de loi présenté à la Chambre des Députés, par M. Jean Cruppi, sur la réforme des expertises médico-légales. Elle a pensé qu'il y avait lieu, non pas de nommer une Commission de quelques-uns de ses membres, mais plutôt, de faire appel à tous ceux que la pratique de la médecine légale, ou l'expérience des difficultés qu'on y rencontre, autorisait à prendre part à une discussion sévère. C'est ainsi que sous la Présidence de M. le Professeur Brouardel trois séances ont été tenues, qu'un grand nombre d'entre vous ont fait connaître leur opinion (1), et que j'ai eu l'honneur d'être chargé de vous présenter un rapport.

Messieurs, l'intervention de M. J. Cruppi, n'était pas pour nous surprendre, et la Société de médecine légale de France a le droit de rappeler que la première, et depuis longtemps déjà, elle s'est préoccupée des conditions de l'exercice de la médecine légale en France. Elle n'a pas attendu d'être sollicitée pour dire, qu'à son avis, les intérêts de la jus-

(1) MM. Benoît, Bouchereau, Demange, Descoust, Constant, Garnier, Guillot, Laugier, Letulle, Ladreit de la Charrière, Legras, Leredu, Masbrenier, Ogier, Rocher, Socquet, Thoinot, Vallon.

lice, ceux de la défense, n'étaient pas toujours suffisamment sauvegardés. Vous vous souvenez, Messieurs, des importantes communications qui vous ont été faites par Penard de Versailles), du Rapport si complet de M. le Prof. Brouardel, en 1881, des observations si judicieuses qui vous furent présentées par M. le Dr Ladreit de la Charrière, de l'opinion de M. A. Guillot, juge d'instruction. Nous pouvons dire que c'est notre Société qui a ouvert la route sur laquelle il semble qu'on soit décidé à s'engager.

Nous sommes conduits à reprendre le remarquable travail de M. le Prof. Brouardel. Avec lui, nous pensons que, s'il est utile, s'il est juste, de répondre aux préoccupations des magistrats, des médecins eux-mêmes, de l'opinion publique, de chercher à donner aux Expertises médico-légales toutes les garanties dont les pouvoirs publics ont le droit de vouloir qu'elles soient entourées, c'est à nous qu'il appartient d'indiquer avec l'impartialité, le désintéressement dont nous avons toujours fait preuve, les mesures qu'il conviendrait de prendre.

De tous côtés les médecins ont fait connaître leur opinion : dans les Sociétés de médecine, dans les réunions des Syndicats, des vœux ont été formulés, qui disent nettement les desiderata des médecins. On ne sait pas assez avec quelle hauteur de vues, avec quelle rectitude d'esprit, ces questions ont été traitées dans la presse médicale. J'ai trouvé dans le *Concours médical* du 23 novembre 1889, sous la signature de M. le Dr A. Gassot, un article des plus intéressants et dont j'extrais pour vous les passages suivants :

« Le rôle du médecin légiste est des plus compliqués, et, chaque jour, les progrès des sciences biologiques rendent ce rôle plus difficile : il ne suffit pas de savoir pratiquer une autopsie et dénoncer les organes divers qu'a pu traverser la balle ou le couteau de l'assassin. Le médecin doit répondre à des questions de toute nature, et tour à tour il devra se faire anatomiste, histologiste, physiologiste, toxicologiste, etc. Toutes les branches des sciences médicales devront lui être familières, et il ne devra pas mettre à contribution moins souvent que les autres les sciences qu'à l'école nous appellions accessoires.

« N'a-t-on pas vu que la faune des tombeaux constituait un élément des plus importants lorsqu'il s'agissait de déterminer l'époque de la mort ?

« Nous devons en convenir, nous sommes, pour la plupart, mal préparés à ce rôle de savant universel, et, obligés de discourir *de omni re scibili*, il peut nous arriver parfois de commettre d'énormes bévues. Il faut voir alors la façon cavalière dont messieurs les avocats nous traitent, la pitié dédaigneuse que nous montrent Messieurs les Juges qui, eux, sont infaillibles.... par définition !

« Mais ce n'est pas tout : la crainte des erreurs judiciaires peut entourer l'instruction criminelle de garanties multiples. Cette instruction ne doit plus être secrète, l'accusé pourra se faire assister de son défenseur ; l'expert unique est mis en suspicion, il y aura plusieurs experts.

« En théorie, rien de mieux ; mais prenons garde que la pratique n'amène des difficultés dont nous soyons les premières victimes.

« Les experts seront multiples : qui les désignera ? Opéreront-ils séparément ou en commun, simultanément ou successivement ?

Ce sont là des questions capitales.

Voit-on un médecin désigné par l'accusation et un autre par la défense, amenés par la force des choses à s'identifier avec les parties qu'ils représenteraient ? Voit-on les avocats drapant le médecin du ministère public et le procureur général s'escrimant contre le médecin de la défense ? — La dignité de la justice n'y gagnerait rien, et, si le public pouvait passer de doux moments de gaieté, les malheureux médecins sans défense passeraient, eux, de vilains quarts d'heure !

« Mais un Président de cour d'assises pourrait mettre non

ordre à ce dévergondage de paroles, et cette raison pourrait paraître insuffisante. L'accusation et la défense, choisissant leurs experts, seront-elles absolument libres de leur choix ? — En théorie nul doute à ce sujet, mais en pratique ? Voit-on les scandales qui pourraient encore résulter de ce chef ? Il faut que le corps médical élève la voix, il faut qu'il exprime son opinion en la matière, car son opinion ne peut s'inspirer que de sa dignité propre, comme de l'intérêt supérieur de la Société qui doit recourir à lui.

« Le corps médical doit déclarer sans fausse honte qu'en l'état actuel nombre de ses membres ne sont pas suffisamment préparés au rôle de médecin-expert, il doit réclamer une organisation nouvelle en rapport avec les nécessités et appuyer, avec l'éminent doyen de la Faculté de Paris. M. Brouardel, la création d'un brevet spécial d'expert en justice.

« La compétence des nouveaux experts étant ainsi assurée, il réclamera l'expertise en commun et protestera de toutes ses forces contre la qualification possible de médecin de l'accusation et de médecin de la défense. L'expert est indépendant comme le juge d'instruction, il ne peut être l'homme d'aucune des deux parties, il ne relève que de sa science et de ce qu'il croit être la vérité. La multiplicité des hommes chargés de l'expertise médicale constituera une garantie de plus contre l'erreur, la désignation de ces hommes par le ministère public et par la défense (sur la liste des médecins brevetés) constituera une garantie de plus contre la partialité, mais l'expertise sera une, comme sa conclusion devra rester une.

« Et l'expertise, mise ainsi à l'abri de toutes les faiblesses humaines, au-dessus des contestations des parties, grandira le rôle de ceux qui en seront chargés.

« Le médecin légiste ne pourra plus être considéré comme un simple témoin, il sera expert dans toute la force du terme, et force sera bien de se comporter avec lui comme on se comporte avec les experts. »

Il n'est pas possible de mieux prévoir et de mieux dire.

Et dans le même journal (1) nous relevons cette lettre, écrite sur la proposition de M. le D' Jeanne, et signée par le D' Cézilly, président de la société du Concours médical, réunie en assemblée générale le 15 novembre 1896.

> Monsieur le Doyen,
>
> Les membres de la Société du Concours médical, réunis en assemblée générale, se sont justement émus des plaintes formulées, de toutes parts, à propos de l'affaire Druaux, au sujet des conclusions des médecins légistes en général.
>
> Sans vouloir d'aucune façon critiquer les confrères de Rouen, l'assemblée s'est montrée convaincue de l'urgence de donner à l'enseignement de la médecine légale le développement qu'il comporte et que vous avez indiqué vous-même ; de délivrer aux médecins ayant fructueusement suivi cet enseignement, un certificat d'aptitude spéciale ; de confier à ceux-ci, en procédant par voie d'extinction, les postes vacants de médecins légistes, à condition qu'on leur assure des honoraires proportionnés à leur délicate et redoutable mission.
>
> Ils vous prient, en conséquence, Monsieur le Doyen, de poursuivre instamment, par toutes voies utiles, et dans le plus bref délai possible, la réalisation de ce vœu dicté par l'unique souci de répondre aux exigences de l'intérêt général.
>
> Veuillez agréer, etc.
>
> > Pour la Société du Concours médical, réunie en Assemblée générale le 15 novembre.
> >
> > > *Le Directeur*, D' CÉZILLY.

Et pourquoi s'adressait-on ainsi à M. le professeur Brouardel, doyen de la Faculté de médecine ? C'est que, dans

(1) Le *Concours médical*, n° 48, 28 novembre 1896.

son rapport, de 1881, notre savant Collègue n'a pas hésité à dire, en votre nom, que : « dans la pratique, la justice n'a pas à sa disposition les experts qu'elle devrait avoir ; elle est obligée, surtout en province, d'accepter ceux qui veulent bien consentir à lui prêter leur concours. » Et, faisant suivre cette affirmation, malheureusement trop exacte, de l'énumération des réformes que M. le professeur Brouardel réclamait en votre nom, il disait :

« Nous avons exposé, sans vouloir les atténuer, les reproches que l'on peut adresser aux expertises médico-légales, telles qu'elles se pratiquent aujourd'hui : il nous semble évident que c'est surtout l'organisation de la médecine légale (instruction des Experts et pratique de la médecine légale) que doit viser la réforme proposée pour être efficace. »

Et plus loin : « Il est dans l'intérêt de la justice d'avoir des experts possédant une éducation et une compétence scientifiques indiscutables. Actuellemement, par suite d'une instruction scientifique insuffisante et par l'humiliante modicité du prix du tarif, la justice n'a pas, comme conseils, les médecins et les chimistes qu'elle devrait avoir. Je sais qu'en France on peut compter sur le dévouement professionnel du corps médical ; qu'en cas d'urgence, en cas de danger, nul ne manque à son devoir. Mais, si on peut faire accidentellement appel à ce sentiment d'abnégation, on ne saurait établir sur ce désintéressement l'organisation de l'exercice d'une profession qui demande une éducation spéciale, et qui exige du corps médical un concours journalier. En médecine légale, il ne suffit pas que le médecin soit dévoué, il faut qu'il soit instruit et compétent. »

Je ne veux pas, Messieurs, prolonger ces citations au delà du nécessaire, mais j'avais le droit et le devoir de rappeler qu'on a pu trouver dans vos archives la solution des problèmes que vous avez depuis longtemps étudiés.

On a beaucoup écrit, dans ces derniers temps, sur les expertises médico-légales ; on n'a rien dit que votre Rapporteur de 1884 n'ait signalé déjà ; lorsqu'en 1898, la Société de médecine de Paris appelait l'attention des pouvoirs publics et des corps compétents, sur les réformes à apporter aux expertises médico-légales, elle formulait les vœux suivants :

1° Création d'un institut médico-légal ;

2° Contre-expertise dès le début de l'instruction ;

3° Non-responsabilité pécuniaire des experts ;

4° Nomination des médecins-experts par la plus haute personnalité judiciaire du ressort ;

5° Création de commissions supérieures de contrôle ;

6° Non-fonctionnarisation des médecins experts.

C'était sous une autre forme, la plupart des conclusions que vous aviez adoptées vous-mêmes, par lesquelles vous vouliez que se dégageât, en pleine lumière, ce principe d'ordre supérieur : « Que toute réforme du code d'instruction criminelle visant les expertises médico-légales, devait avoir comme corollaire obligé, une réforme dans l'enseignement et dans la pratique de la médecine légale. »

M. le Prof. Brouardel disait :

« La réforme que nous demandons, nous et tous ceux qui nous ont précédés, ne fournira des experts instruits que progressivement, nous le savons ; mais nous pouvons affirmer que si elle est acceptée, les différentes cours de justice de France posséderont avant dix ans un nombre suffisant d'experts véritablement compétents. Et il concluait ainsi :

« 1° Le projet de réforme des expertises médico-légales tel qu'il est soumis aux délibérations de la Chambre, est incomplet. Il se borne à établir le principe des expertises contradictoires, sans se préoccuper de la compétence des experts et des moyens de la constater.

« 2° Les intérêts de la société et ceux des accusés ne seront sauvegardés que si la réforme répond aux nécessités suivantes :

« *a*. — Instruction spéciale des experts par un enseignement professionnel approprié.

« *b*. — Preuve de cette instruction fournie par un diplôme délivré par le ministre de l'Instruction publique, après examen par les professeurs des Facultés de médecine (diplôme spécial pour les médecins experts et pour les chimistes experts .

« *c*. — Choix des experts par les procureurs de la République et les juges d'instruction, sur une liste dressée par les cours d'appel sur présentation des facultés de médecine et des tribunaux.

« *d*. — Relèvement des tarifs d'honoraires. Les tarifs actuels sont reconnus par tous insuffisants ; ils le seraient encore davantage quand on aurait imposé aux candidats experts des épreuves de scolarité plus onéreuses, et aux experts eux-mêmes des modifications dans leurs modes opératoires permettant le contrôle de leurs recherches.

« *e*. — Création d'une commission scientifique médico-légale supérieure. analogue au tribunal des superarbitres de Berlin, permettant de juger scientifiquement des questions d'ordre exclusivement scientifique, et qui auraient donné lieu à des contestations entre les experts. »

Voilà, Messieurs, ce que vous avez accepté, ce que vous avez voté il y a quinze ans. Vous n'avez rien à ajouter, rien à enlever à ces conclusions que vous avaient dictées votre expérience. votre esprit de sage prévoyance. Vous. étiez donc tout préparés à examiner avec la plus sévère impartialité le projet de loi de M. Jean Cruppi que vous avez devancé sur plusieurs points.

Ce projet n' nous parait pas devoir simplifier la question. Il repose tout entier sur le droit nouveau donné à l'inculpé de choisir son expert et nous trouvons fâcheux qu'on donne à l'expertise ainsi constituée le nom d'expertise contradictoire. C'est créer une équivoque, et laisser supposer qu'il pourrait y avoir un expert de l'accusation, un expert de la défense. Nous protestons de toutes nos forces

contre ce dualisme qui impliquerait d'emblée cette notion
absolument fausse qu'il pourrait y avoir une opinion faite,
ou un parti pris dès le début de toute expertise. Deux
experts sont choisis, l'un par le juge, l'autre par l'inculpé : ils doivent agir de concert, examiner ensemble l'inculpé, ils ont les mêmes droits, ils ont les mêmes devoirs, ils
n'ont à se préoccuper que d'une chose, la recherche de la
vérité, nulle influence ne doit s'exercer sur eux, ils doivent oublier, du jour où l'expertise est commencée, quelle
est l'origine de leur mandat. Et pour qu'il en soit ainsi, il
faut, contrairement à une opinion qui a été soutenue devant nous, que l'inculpé n'ait pas le droit de désigner « son
expert » suivant son caprice, suivant sa fantaisie.

Toute expertise dans laquelle interviendrait avec parti
pris un médecin d'une honorabilité douteuse, n'aboutirait
pas, ou bien elle compromettrait singulièrement les intérêts de celui qu'on aurait prétendu servir. Dans la discussion, au sénat, le 26 mai 1882, sur la réforme de l'instruction criminelle, le principe de l'expertise et de la contre-expertise ayant été accepté par tous, M. Lenoël demandait
que l'inculpé usant du droit que reconnaît l'art. 305 du code civil, pût, au correctionnel, comme au criminel, rester
maître de choisir son expert, qu'il eut une faculté au moins
aussi grande qu'en matière civile. M. Dauphin, rapporteur,
répondit : « On demande que l'inculpé puisse choisir un
expert, n'importe quel, comme il l'entendra, sans aucune
garantie, ni de capacité, ni d'honorabilité : je ne crois pas
qu'il soit possible d'aller jusque là. Nous voulons bien qu'à
côté de l'expert de la justice il y ait un homme sérieux et
honnête, qui vienne le contrôler, mais nous ne voulons
pas que le premier venu puisse entrer dans la chambre où
se fera l'expertise pour venir, je ne dirai pas alors contrôler l'expert de la justice, mais pour le gêner dans ses opérations, je vais plus loin, pour fausser peut-être ses opérations qui sont souvent d'une nature très délicate. Il s'agit
de rechercher des poisons, il s'agit de faire sur des cadavres

des expériences difficiles. Il n'est pas possible d'y faire participer un homme qui, d'une part, et avant tout, ne soit pas un homme de l'art parfaitement habile et capable, et qui, d'autre part, pourrrait chercher à tromper l'autre expert, à le gêner dans ses travaux, et même à en fausser les résultats. »

Et plus loin, il ajoutait : « L'expert ainsi choisi par l'inculpé, même sur la liste officiellement dressée, aura sa mission, il n'y faillira pas, certainement : il la remplira honnêtement, tandis qu'il n'en sera peut-être pas de même pour le premier venu, fourni par le hasard ou désigné dans un mauvais dessein. »

M. J. Cruppi s'est certainement inspiré de cette discuscussion lorsqu'il a rédigé l'art. 1 de son projet de loi qui est ainsi conçu :

Art. 1er

« La liste de médecins et chimistes admis à pratiquer les expertises médico-légales devant les Tribunaux, est dressée chaque année pour l'année suivante, par la Cour d'appel, le Procureur Général entendu, sur la proposition des Tribunaux civils, des Facultés et Ecoles de Médecine, de Pharmacie et des sciences.

« Les Professeurs et chargés de cours des dites Facultés, les médecins, chirurgiens et accoucheurs des hôpitaux, dans les villes où siègent des Facultés et Ecoles de médecine de pleine exercice, les médecins d'hospice et d'asiles publics d'aliénés feront partir de droit de cette liste.

« Les experts seront autant que possible classés par catégories suivant leur spécialité. »

La Société de médecine légale ne veut pas faire d'objection à cette liste, bien que le second paragraphe de l'article prête à discussion. Elle demande cependant que les Membres de l'Académie de Médecine et les membres de l'Académie des sciences y soient ajoutés, et que, suivant l'observation très juste de M. Constant, on s'assure au préalable

de l'acceptation de ces savants, de ces médecins, auxquels
il serait vraiment excessif d'appliquer l'art. 23 de la loi du
22 novembre 1892 : il nous sera bien permis d'ajouter que,
si longue que soit cette liste à Paris, elle n'est pas pour répondre à la préoccupation que nous avons rencontrée par-
tout, celle d'assurer, avant tout, l'instruction spéciale des
experts, préoccupation dont M. le Professeur Brouardel a
donné la formule : « Ce n'est pas en associant des incompé-
tences que l'on créera une compétence. « Ce qu'il faut, nous
le répéterons encore. c'est faire l'éducation des experts ; aujourd'hui elle n'est que superficielle. Les Facultés ont le droit
de créer des enseignements spéciaux; mais pour que les étu-
diants les suivent, pour qu'ils leur soient utiles, il faut qu'à
la fin de ces enseignements, les élèves donnent la preuve de
la compétence qu'ils ont acquise, que leur instruction soit
constatée par un certificat de stage. Si on faisait seulement
20 ou 30 titulaires en possession de ce certificat. chaque
année, on aurait, en moins de dix ans un nombre d'experts
suffisant pour toute la France. On ne se doute pas des difficultés que peuvent soulever les examens médico-légaux
les plus simples, en apparence. Sait-on jamais où vont con-
duire des recherches qui, à mesure qu'elles se continuent.
amènent une découverte imprévue ? — « L'Expert est à la
recherche d'un alcaloïde toxique, il trouve des ptomaïnes ;
il croit avoir affaire à un aliéné, c'est un simulateur habile qu'il a devant lui : tout se hérisse de difficultés ; parfois même c'est contre des embûches, des pièges qu'il doit
se défendre ; et s'il doit apprendre seul, avec le temps, avec
une pratique fréquente, tout ce qu'il faut savoir pour rem-
plir dignement sa lourde tâche, dites-nous aux prix de quels
sacrifices, de quelles angoisses. il aura acquis ces connais-
sances qui lui sont indispensables ! » (1) Les plus brillants
physiologistes, les chimistes les plus savants, et cela s'est vu.
passeront à côté du nœud de l'expertise. ils ne trancheront

(1) Rapport à l'Association générale des médecins de France. séance
annuelle 1892 (A. Motet).

pas la difficulté. Avec des experts instruits, c'est-à-dire habitués à procéder avec prudence, à soumettre tout à une analyse sévère, les chances d'erreur seront aussi réduites que possible, et la Société de médecine légale émet le vœu que « dans la formation des listes annuelles, il soit tenu compte, autant que possible, des certificats spéciaux qui pourraient être délivrés par les Universités, ainsi que des travaux de médecine légale pratiques, des écrits des médecins proposés au choix des Cours et des Tribunaux. »

Art. 2.

« En vue des opérations qui lui paraissent nécessaires à la découverte de la vérité, le juge d'instruction désigne sur la liste annuelle dressée en conformité de l'article précédent, un expert, ou plusieurs, s'il y a lieu à des recherches scientifiques distinctes.

« La désignation dudit ou des dits experts est immédiatement notifiée à l'inculpé, qui a le droit, à tout instant de la procédure, de choisir sur la liste annuelle qui lui est communiquée, un nombre égal d'experts.

« S'il y a plusieurs inculpés, ils doivent se concerter pour faire cette désignation. »

Cet article nous paraît incomplet : il peut y avoir le plus grand intérêt pour la justice et pour l'inculpé, à ce que les constatations soient faites dans le plus bref délai possible ; sans entrer dans les détails, nous pouvons signaler la rapidité avec laquelle peuvent disparaître des traces de violences, l'inculpé peut savoir, soit par lui-même, soit par un conseil qui lui sera donné, qu'il a tout intérêt à ne pas se hâter de désigner un expert. Il importe de ne pas lui permettre de différer son choix. Nous proposons d'ajouter à l'art. 2 le paragraphe suivant :

« Cette désignation devra être faite dans le délai de un jour franc à dater de la notification.

« Dans le cas où l'inculpé ne répondrait pas dans ce délai, le juge d'Instruction nommerait un second expert, comme il est dit à l'art. V. »

Bien que la Société de Médecine légale n'ait pas à s'occuper de questions de procédure, il lui sera bien permis de demander comment l'expert choisi par l'inculpé sera prévenu de sa nomination ? Il nous semble qu'il doit recevoir, comme l'expert désigné par le Juge d'Instruction, une ordonnance, et qu'il doit être invité à prêter serment. L'art. 2 ne le dit pas, et nous ne trouvons nulle part mention de cette formalité qui ne peut être négligée.

L'objection la plus sérieuse que nous ayons à présenter à propos de l'art. 2, c'est que, quoi qu'on fasse, quelque diligence que les experts puissent mettre à répondre à la convocation, il se passera plusieurs jours avant que les examens médico-légaux puissent avoir lieu, et que dans certains cas les expertises deviendront ou plus difficiles ou impossibles.

Art. 3.

« Les experts désignés au paragraphe 1er de l'art. 1er peuvent, dans toute affaire, être choisis par le juge et par l'inculpé, s'ils ont leur résidence dans le département.

« S'ils ne résident pas dans le département, ils ne peuvent être choisis qu'avec l'autorisation du......... »

Ici, Messieurs, nous nous abstenons de désigner l'autorité judiciaire qui autorisera le choix de l'expert. Nous pensons qu'il n'y a pas lieu pour la Société de Médecine légale d'entrer dans la discussion d'une question de procédure.

« Les experts inscrits d'office sur la liste et désignés au paragraphe 2 de l'art. 1er ne peuvent être choisis que d'un commun accord par le juge d'Instruction et par l'inculpé, ou à la demande de l'un d'eux, par ordonnance motivée du.........

« Le juge d'instruction et l'inculpé, ou l'un d'eux, peuvent même désigner leurs experts sur la liste annuelle d'une autre cour d'appel, à la condition toutefois que cette mesure soit autorisée par ordonnance motivée du ...... »

Vous avez pensé qu'il y avait lieu de supprimer le membre de phrase « qui devra être justifiée par la gravité de l'affaire ». C'est à l'autorité judiciaire qu'il appartient de statuer, après avoir apprécié la valeur des motifs qui seront invoqués, que l'affaire soit grave ou non.

Art. 4.

« Les décisions du...... rendues en vertu de l'art. précédent, ne sont susceptibles ni d'opposition, ni d'appel. »

Art. 5.

« Si l'auteur du crime ou du délit est inconnu, si le prévenu est en fuite, l'expertise ordonnée par le juge d'instruction devra être confiée au moins à deux experts choisis sur la liste annuelle. »

Art. 6.

« Il ne peut être procédé aux opérations par un seul expert que dans le cas où l'inculpé, assisté de son défenseur, renonce formellement à l'expertise contradictoire et accepte l'expert désigné par le juge. »

Ces trois articles n'ont donné lieu à aucune observation.

Art. 7.

« Les experts désignés par le juge d'instruction et le prévenu jouissent des mêmes droits et prérogatives. Ils procèdent ensemble à toutes les opérations, et leurs conclusions sont prises, après délibération, dans un rapport commun. »

Nous proposons de supprimer la fin de l'article, « après avoir été discutées contradictoirement. » Nous voudrions pouvoir supprimer le mot « contradictoire » de tout le projet de loi, comme nous voudrions aussi qu'on ne laissât pas persister l'idée qu'il y a un expert de l'accusation, un expert de la défense. Cela ne doit pas exister, nous y insistons de nouveau, il ne peut, il ne doit y avoir, en présence, que deux hommes de bonne foi, recherchant ensemble la vérité, se contrôlant mutuellement, soit, mais s'aidant aussi, sans autre préoccupation que celle d'éclairer la justice. Cette égalité de droits, de prérogatives crée l'égalité de devoirs ; mais, aussitôt surgit la nécessité de préparer l'égalité de savoir. Tout nous ramène, Messieurs, dans cette importante question aux considérations générales que nous vous avons présentées au commencement de ce Rapport : nous pouvons redire encore que rien d'utile ne sera fait, si, résolument, on ne répond pas par un enseignement officiel aux desiderata du corps médical.

Art. 8.

« Si les experts sont d'avis opposé, ils désignent un tiers expert chargé de les départager, soit sur la liste annuelle du ressort, soit avec l'autorisation du . . . . sur la liste annuelle d'une autre Cour d'appel.

« Si les experts ne peuvent s'entendre en vue de cette désignation, la nomination du tiers-expert sera faite par le . . . . »

Nous supprimons le tirage au sort par le président du tribunal qui nous semble une complication, et ne saurait en rien atténuer la difficulté.

Art. 9.

« Nonobstant les termes des articles précédents, le procureur de la République ou le juge d'instruction pourront, dans les cas d'urgence, notamment s'ils se sont transportés sur les lieux pour constater un flagrant délit, ou si des indices sont sur le point de disparaître, commettre, à titre provisoire, un homme de l'art non inscrit sur la liste annuelle.

« L'expert provisoire prêtera serment entre les mains du procureur de la République ou du juge d'instruction ; il procédera aux premières constatations, il assurera, s'il y a lieu, la conservation des pièces à expertiser et dressera du tout un procès-verbal sommaire qui après avoir été visé par le juge ou le procureur de la République, sera transmis avec tous autres documents aux experts qui seront immédiatement désignés conformément aux dispositions ci-dessus. »

Nous aurions quelques observations à faire sur la portée de cet article. Nous nous bornerons à donner un conseil : que les magistrats aient, le moins souvent possible, recours à ces experts provisoires, dont la situation n'est pas nettement définie : qu'ils emmènent plutôt avec eux un expert habitué aux constatations, ils éloigneront ainsi des causes d'erreur, des oublis, et rendront plus sûre l'expertise définitive.

Art. 10.

Nous proposons l'addition de l'art. suivant :

Les frais de l'expertise, qu'il s'agisse de l'expert désigné par le juge d'instruction, ou de l'expert choisi par l'inculpé, seront taxés comme frais de justice.

Les médecins-experts appelés à déposer devant les cours et les tribunaux à l'occasion des opérations médico-légales auxquelles ils auront procédé, seront toujours considérés comme experts et ne seront jamais assimilés aux témoins. »

Art. 11.

« Les art. 43, 44 et 59 du code d'instruction criminelle sont abrogés en ce qu'ils ont de contraire à la présente loi... »

Messieurs, ce résumé de nos discussions n'a d'autre but que celui d'appeler des communications nouvelles. Il sera imprimé et distribué le plus promptement possible à chacun des membres de la Société, à nos correspondants que nous prierons de vouloir bien nous faire connaître leur opinion.

Le secrétaire général,

A. Motet.

Clermont (Oise). — Imprimerie Daix frères.